DURMA BEM,
VIVA MELHOR

Dados Internacionais de Catalogação na Publicação (CIP)
(Câmara Brasileira do Livro, SP, Brasil)

Durma Bem, viva melhor / Pedro Luiz Mangabeira
Albernaz...[et al.]; Pedro Luiz Mangabeira
Albernaz (organizador). - São Paulo: MG Editores, 2007.

Outros autores: Pedro Paulo Porto Junior, Stella Tavares, Andrea
Pen Mangabeira Albernaz, Márcia Carmignani

ISBN 10 85-7255-047-X
ISBN 13 978-85-7255-047-5

1. Sonhos 2. Sono 3. Sono - Distúrbios I. Albernaz, Pedro Luiz
Mangabeira. II. Porto Junior, Pedro Paulo. III. Tavares, Stella.
IV. Albernaz, Andrea Pen Mangabeira. V. Carmignani, Márcia.

06-9359   CDD-616.8498
          NLM-WM 188

Índice para catálogo sistemático:

1. Sono : Distúrbios: Medicina   616.8498

Compre em lugar de fotocopiar.
Cada real que você dá por um livro recompensa seus autores
e os convida a produzir mais sobre o tema;
incentiva seus editores a encomendar, traduzir e publicar
outras obras sobre o assunto;
e paga aos livreiros por estocar e levar até você livros
para a sua informação e o seu entretenimento.
Cada real que você dá pela fotocópia não autorizada de um livro
financia o crime
e ajuda a matar a produção intelectual de seu país.

Pedro Luiz Mangabeira Albernaz
(organizador)

Pedro Paulo Porto Junior
Stella Tavares
Andrea Pen Mangabeira Albernaz
Márcia Carmignani

DURMA BEM, VIVA MELHOR

DURMA BEM, VIVA MELHOR
Copyright © 2007 by autores
Direitos desta edição reservados por Summus Editorial

Diretora editorial: **Edith M. Elek**
Editora executiva: **Soraia Bini Cury**
Assistentes editoriais: **Bibiana Leme e Martha Lopes**
Capa: **Daniel Rampazzo / Casa de Idéias**
Projeto gráfico: **Daniel Rampazzo / Casa de Idéias**
Diagramação: **Raquel Coelho / Casa de Idéias**
Ilustrações: **Sergio Kon**
Fotolitos: **Casa de Tipos**

MG Editores
Departamento editorial:
Rua Itapicuru, 613 – 7º andar
05006-000 – São Paulo – SP
Fone: (11) 3872-3322
Fax: (11) 3872-7476
http://www.mgeditores.com.br
e-mail: mg@mgeditores.com.br

Atendimento ao consumidor:
Summus Editorial
Fone: (11) 3865-9890

Vendas por atacado:
Fone: (11) 3873-8638
Fax: (11) 3873-7085
e-mail: vendas@summus.com.br

Impresso no Brasil

SUMÁRIO

INTRODUÇÃO, 7
PEDRO LUIZ MANGABEIRA ALBERNAZ

I – O SONO E O SONHO, 11
OS SONHOS, 16
ANDREA PEN MANGABEIRA ALBERNAZ

II – O SONO NORMAL, 21
ALTERAÇÕES DO SONO COM A IDADE, 26
PEDRO PAULO PORTO JUNIOR

III – AVALIAÇÃO DOS DISTÚRBIOS DO SONO, 27
POLISSONOGRAFIA (PSG), 29
TESTE DAS LATÊNCIAS MÚLTIPLAS DO SONO, 32
STELLA TAVARES

IV – INSÔNIA, 33
PEDRO PAULO PORTO JUNIOR

V – A APNÉIA DO SONO, 41
RONCO, 47

FATORES PARA A APNÉIA DO SONO, 49
CONSEQÜÊNCIAS DA APNÉIA DO SONO, 53
VOCÊ TEM APNÉIA DO SONO?, 55
DIAGNÓSTICO, 56
IMAGENS, 57
TRATAMENTO, 60
PEDRO LUIZ MANGABEIRA ALBERNAZ
MÁRCIA CARMIGNANI

VI – DISTÚRBIOS DE SONOLÊNCIA EXCESSIVA E NARCOLEPSIA, 75
ESCALA DE SONOLÊNCIA EPWORTH, 79
PRIVAÇÃO DE SONO, 80
NARCOLEPSIA, 81
STELLA TAVARES

VII – COMPORTAMENTOS ANORMAIS DURANTE O SONO, 85
PEDRO PAULO PORTO JUNIOR

VIII – HIGIENE DO SONO, 91
STELLA TAVARES

INTRODUÇÃO

PEDRO LUIZ MANGABEIRA ALBERNAZ

Dormir bem é ótimo. Acordamos descansados, tranqüilos, prontos para enfrentar um novo dia.

Mas às vezes não dormimos bem. Acordamos cansados e, ao longo do dia, sentimos sonolência em vários momentos. Isso pode acontecer, acidentalmente, com qualquer ser humano.

Existem pessoas, porém, que, por algum motivo, raramente dormem bem. São aquelas que sofrem do que chamamos de doença do sono.

Este livro trata das mais importantes doenças do sono, e tem o objetivo de esclarecer as pessoas no que diz respeito a esses problemas. O passo mais importante é reconhecer que existe um problema. Feito isso, precisamos nos informar sobre o que deve ser feito para diagnosticar e tratar o nosso sono.

Os problemas do sono são complexos e por isso exigem uma equipe multidisciplinar. Neurologistas, otorrinolaringologistas, neurofisiologistas e especialistas em imagens estão todos envolvidos em diagnosticar e tratar as doenças do sono. Freqüentemente trabalhamos em conjunto e buscamos ouvir a opinião uns dos outros para assegurar o melhor tratamento para cada pessoa.

Assim, temos esperança de que este livro o ajude a resolver seus problemas de sono.

I

O SONO E O SONHO

ANDREA PEN MANGABEIRA ALBERNAZ

Aos poucos, surge a vontade de dormir. Nossa consciência vai desaparecendo, os sentidos se enfraquecendo e a nossa atividade consciente se interrompe por completo. Primeiro perdemos a visão, depois o paladar, o olfato, a audição e, finalmente, o tato. Pegamos no sono. Ao acordar, os sentidos vão voltando, na ordem inversa: tato, audição, visão, paladar e olfato.

O sono é o momento em que os seres humanos, bem como outros animais, têm seu período de descanso.

De acordo com o *Dicionário médico Dorland*, (Manole,1999),

> o sono é um período de repouso para o corpo e a mente, durante o qual a volição e a consciência estão em inatividade parcial ou completa e as funções corporais estão parcialmente suspensas; é um estado comportamental caracterizado por uma postura imóvel e uma sensibilidade reduzida, porém facilmente reversível em relação a estímulos externos.

Para os homens primitivos, o sono deve ter sido um fenômeno muito misterioso. Na verdade, existem muitos aspectos do sono que continuam desconhecidos até hoje.

Na mitologia grega havia um deus do sono, chamado Hipnos. Um de seus filhos, Morfeu, era o deus dos sonhos.

Mas Hipnos era também irmão de Tanatos, a morte. Talvez porque algumas pessoas não acordassem de seu último sono.

O sono nos torna vulneráveis, pois não temos controle das situações ao nosso redor enquanto estamos dormindo.

Isto é ainda mais significativo no que diz respeito ao sono dos animais, particularmente os que vivem nas florestas, que correm o risco de ser encontrados por predadores. Todos nós temos consciência de que dormir é muito importante. Não nos sentimos bem quando nosso sono é insuficiente. Sabemos, atualmente, que a falta de sono tem sérias conseqüências. Acordamos cansados, ou mesmo exaustos, dependendo do tipo de atividade que desempenhamos e do número de horas que permanecemos acordados. Ficamos irritados, mal-humorados e estressados, e até podemos ter distúrbios de memória, esquecendo-nos dos acontecimentos mais recentes. Ao longo do dia, podemos ter momentos de sonolência. Podemos ficar menos criativos e ter dificuldades no planejamento e execução de nossas tarefas cotidianas. Nosso raciocínio pode ficar mais lento e podemos ter dificuldades para nos concentrar em nossas tarefas mais importantes.

As pessoas mais jovens são ainda mais sensíveis. Existem estudos que demonstram que os jovens privados de sono apresentam redução do metabolismo das regiões frontais do cérebro, que são responsáveis pelo planejamento e execução de tarefas. E essas alterações metabólicas atingem também o cerebelo, que é o órgão responsável pelos nossos movimentos mais delicados e precisos, o qual deixa de funcionar com perfeição, afetando, inclusive, o equilíbrio corporal. Na fase educacional, a falta de sono prejudica a atenção e dificulta a aprendizagem.

A longo prazo os efeitos são ainda mais nocivos. Além dos problemas a que nos referimos anteriormente, a privação do sono pode ocasionar doenças do coração, ou do aparelho digestivo, e também doenças metabólicas, principalmente a diabete. Os níveis do colesterol e dos triglicérides podem se alterar e as pessoas podem se tornar obesas, ou emagrecer muito. Inúmeras vezes ocorre uma diminuição do desejo sexual.

As pessoas que dormem mal muitas vezes envelhecem precocemente. Isso acontece porque durante o sono nosso organismo produz, ao longo de toda a nossa vida, hormônios de crescimento. Até aproximadamente os 20 anos, esses hormônios são integralmente utilizados; a partir dessa idade, utilizamos somente cerca de 10% deles. Mas em qualquer idade eles desempenham um papel relevante na regeneração celular. A falta dessa regeneração, ocasionada pela privação do sono ao longo de muito tempo, torna-se um fator de envelhecimento.

O sono reflete, também, as condições de vida. Existem relatos de pessoas que viveram situações traumáticas – campos de concentração, guerras, acidentes graves, seqüestros, entre outros –, e sentem uma grande dificuldade para conseguir relaxar e dormir, sendo o sono, também, bastante interrompido. Muitas vezes, a dificuldade de dormir se prolonga por toda a vida da pessoa, mesmo anos após a cessação da situação traumática.

O sono normal é reparador. Para muitas enfermidades, o sono é um ingrediente fundamental para o restabelecimento e a cura.

Os sonhos

Os sonhos constituem uma parte importante do sono. Na antiguidade eram considerados capazes de nos mostrar o futuro. Essa talvez seja a razão pela qual a palavra "sonho" passou a designar, também, as coisas que almejamos, que gostaríamos que surgissem nas nossas vidas e até as nossas fantasias.

A mitologia grega nos fala do deus Asclépios, o patrono da medicina. Filho de Apolo, Asclépios aprendeu com o centauro Quíron a utilização terapêutica das ervas. Nos múltiplos templos de Asclépios espalhados por toda a Grécia (o mais famoso era o de Epidauro), as pessoas doentes, após diversos ritos preparatórios, deitavam-se ao lado da estátua do deus e pegavam no sono. Durante a noite, o paciente tinha um sonho, no qual Asclépios aparecia e lhe dava conselhos relativos a sua cura. É curioso observar o significado que os gregos davam ao sono e ao sonho, como elementos da cura das doenças.

Mas a era dos templos de Asclépios foi posteriormente substituída pela medicina hipocrática, a primeira medici-

O sono e o sonho

na a se apoiar em bases científicas. Hipócrates nasceu em aproximadamente 460 a.c. e morreu em 370 a.C. O filósofo grego Aristóteles, que viveu de 384 a 322 a.c., escreveu três pequenos tratados sobre o sono, os sonhos e a possibilidade de prever o futuro por meio destes, algo que ele acreditava ser impossível, embora aceitasse a idéia de que talvez algumas pessoas soubessem como interpretá-los.

Ao longo dos séculos sempre existiram indagações sobre o possível significado dos sonhos, e muitas foram as tentativas de compreender seus significados.

Curiosamente, a primeira abordagem baseada em observações e conhecimentos científicos só foi publicada em 1900, quando Sigmund Freud, que viveu de 1856 a 1939, publicou o seu livro *Interpretação dos sonhos*. Freud considerava o conteúdo do sonho como uma forma de disfarçar um desejo inaceitável pela consciência. Para ele, o sonho não era um produto do acaso, mas algo associado a pensamentos e problemas conscientes.

O sonho, segundo a visão freudiana, inclui um sentido evidente – a aparência – e um sentido latente – o significado. A aparência é um artifício utilizado pelo superego, o mecanismo de controle da psique, que determina quais "objetos" devem se tornar conscientes e quais devem permanecer em nível inconsciente. A função da aparência é a de não permitir que o significado seja revelado. Somente com a interpretação simbólica, obtida

17

por meio de associações livres, seria possível desvendar o sentido latente, revelando o desejo do sonhador, muitas vezes bem escondido por trás de narrativas não raro complexas e até mesmo elaboradas fantasias.

Para Carl Gustav Jung (1875-1961), os sonhos têm uma função própria, especial e significativa. São fundamentais na vida das pessoas. Eles revelam, em termos simbólicos, o lado não conhecido da situação da vida, da maneira como esta é assimilada e ilustrada pelo inconsciente. Os sonhos têm uma base coletiva, comum a todos os seres humanos, e uma base pessoal, individual.

Os sonhos seriam uma expressão direta do inconsciente, com linguagem própria, simbólica e não-linear.

Para Jung o sonho é o modo específico de o inconsciente se comunicar com a consciência. A alma tem um lado *diurno*, que é a consciência, e também tem um lado *noturno*, seu funcionamento psíquico inconsciente, que pode ser concebido como o fantasiar do sono. Seria uma forma de a psique buscar o equilíbrio.

A alma, por ser um sistema de auto-regulação, tal como o corpo, equilibra sua vida. Todos os processos excessivos desencadeiam imediata e obrigatoriamente suas compensações. O que falta de um lado cria excesso do outro. Da mesma forma, a relação entre o consciente e o inconsciente também é compensatória.

Os sonhos não só tornam possível a integração de conteúdos inconscientes à consciência, mas também relatam a situação interna do sonhador, cuja verdade e realidade a consciência reluta em aceitar ou não aceita de todo.

Hoje sabemos que os sonhos ocorrem prevalentemente em determinados períodos do sono, algo que veremos nos próximos capítulos deste livro.

II

O SONO NORMAL

PEDRO PAULO PORTO JUNIOR

Os seres humanos se adaptam ao ciclo de 24 horas de luz e escuridão por meio de seus relógios internos, chamados *ciclos circadianos*. Esses relógios determinam que os adultos tenham um longo período de sono, que dura em média oito horas – variando de seis a nove – todas as noites. Contrariamente ao que muitas pessoas acreditam, o sono é um processo ativo e organizado.

Cada pessoa tem de determinar as suas próprias necessidades de sono, que são muito variáveis. Essa determinação é muito simples. Quando uma pessoa dorme um número adequado de horas, acorda sentindo-se descansada e permanece alerta durante todo o dia.

A profundidade do sono e as suas características variam ao longo da noite. Essas variações, contudo, seguem um padrão predeterminado.

Os adultos jovens com boa saúde geralmente pegam no sono dez a vinte minutos após apagar as luzes. Depois disso, seu sono inicia um ciclo de cinco estágios diferentes, que se repetem ao longo da noite.

Quando você começa a dormir, seus pensamentos tornam-se vagos e sua percepção do mundo exterior fica reduzida. Esse é o *estágio I*. Cerca de 50% a 60% do tempo de sono são gastos no *estágio II*, uma fase de sono relativamente superficial, em que podemos acordar facilmente. O *estágio III* e o *estágio IV* são de sono profundo, que exigem estímulos externos maiores para nos acordar e ocorrem principalmente na primeira metade da noite.

Todos esses estágios são denominados, conjuntamente, sono NREM, ou seja, sono que não apresenta movimentos rápidos dos olhos (*no rapid eye movements*). O sono REM

– sono com movimentos rápidos dos olhos (*rapid eye movements*) – ocorre aproximadamente a cada 90 minutos, durante toda a noite, ou seja, cada pessoa costuma ter quatro a cinco episódios de sono REM a cada noite. O primeiro sono REM costuma durar menos de um minuto, e o último pode chegar a uma hora. Isso significa que a maior parte do sono REM ocorre durante a segunda metade da noite. O sono REM tem sido associado aos sonhos, porque as descrições mais vivas e os sonhos mais estranhos acontecem durante esses períodos, embora imagens mentais possam ocorrer ao longo de toda a noite. Cerca de 80% das pessoas que acordam durante o sono REM se lembram das imagens vividas durante esse período; por outro lado, somente 10% dessas pessoas se lembram vagamente de sonhos quando acordam durante o sono NREM.

A Figura 1 mostra esquematicamente o desenvolvimento dos ciclos de sono em um adulto jovem.

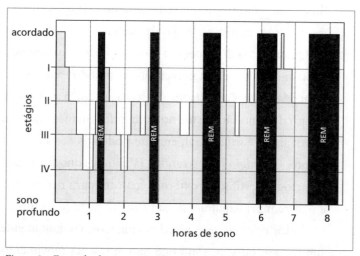

Figura 1 – Exemplo de sono normal, em que se encontram representados os quatro estágios de sono NREM que se alternam com períodos de sono REM.

Esses ciclos coincidem com achados eletroencefalográficos, eletrooculográficos e eletromiográficos característicos. Eletroencefalograma é o registro das atividades elétricas da superfície do cérebro, eletrooculografia é o registro dos movimentos dos olhos e eletromiografia é o registro das atividades elétricas dos músculos ao se contraírem.

O estágio I do sono NREM é caracterizado por ondas lentas de baixa amplitude. Ocasionalmente ocorrem ondas agudas do vértex e o eletrooculograma evidencia movimentos lentos dos olhos.

O estágio II revela no eletroencefalograma ondas lentas (*theta*) entremeadas por ondas não tão lentas (*delta*), com a presença de fusos do sono e complexos *K* em regiões frontocentrais.

O estágio III é caracterizado pela presença de ondas *delta* de alta amplitude no eletroencefalograma, ocupando aproximadamente 20% a 50% do traçado.

No quarto estágio, as ondas *delta* de alta voltagem ocupam mais de 50% do traçado.

O sono com movimentos rápidos dos olhos – sono REM – é bastante semelhante ao estágio I do sono NREM, mas com a presença dos movimentos rápidos dos olhos, característicos dessa fase, detectados pelo eletrooculograma.

Durante o sono NREM a demanda metabólica do cérebro se reduz. Esse fenômeno é comprovado por meio de imagens altamente sofisticadas, como a Tomografia Computadorizada Positrônica (PET – *Positron Emission Tomography*). Por outro lado, no sono REM essa demanda pode aumentar em até 80%, o que significa um aumento importante na oferta de oxigênio ao metabolismo cerebral.

Durante o sono REM, além dos movimentos rápidos dos olhos, ocorrem também atonia muscular e alterações na pressão sanguínea, na freqüência cardíaca e na freqüência respiratória. É ainda nessa fase que os homens apresentam ereção peniana.

Alterações do sono com a idade

A duração do sono muda intensamente ao longo da vida. Um bebê recém-nascido dorme cerca de dezesseis horas por dia. Os adolescentes geralmente dormem nove horas por noite.

Por volta dos 60 anos de idade, o tempo de sono pode reduzir-se para cerca de seis horas, pois ocorre uma redução da atividade *delta* e dos estágios III e IV do sono NREM. Por isso, as pessoas acordam mais facilmente com estímulos externos, o que resulta em uma redução da eficiência do sono com o envelhecimento. As mulheres mantêm normais os estágios III e IV do sono NREM até idades mais avançadas em comparação com os homens.

O sono REM permanece inalterado durante toda a idade adulta, mas em pacientes dementes há um declínio significativo.

É importante lembrar que o sono não é um estado de inatividade cerebral. Nossa compreensão da fisiologia do sono ainda é muito incompleta. Sabemos, contudo, que durante o sono normal as pessoas se restabelecem dos desgastes ocorridos durante o dia; esse restabelecimento conduz a um despertar saudável e, conseqüentemente, a um novo dia muito produtivo.

III

AVALIAÇÃO DOS DISTÚRBIOS DO SONO

STELLA TAVARES

Quando um paciente apresenta um distúrbio de sono, é importante que seja avaliado por meio de alguns exames.

Polissonografia (PSG)

Polissonografia é o mais importante dos exames do sono. É um exame realizado em um **laboratório de sono**. A pessoa que vai fazer o teste dorme uma noite inteira nesse laboratório, com vários eletrodos e sensores ligados à cabeça, ao rosto, ao tórax e às pernas. Fitas elásticas são colocadas ao redor do tórax e do abdômen para verificar se ela tem paradas respiratórias ou faz esforço para respirar. Uma câmera de vídeo ajuda o médico ou o técnico na avaliação dos comportamentos – movimentos, ronco, posição etc. – do paciente.

Os diferentes fios permitem o registro simultâneo, durante o sono, de diversas variáveis fisiológicas, como as manifestações do cérebro, os batimentos cardíacos, os movimentos dos olhos, a atividade muscular de algumas regiões do corpo, o fluxo aéreo que passa pelo nariz e pela boca, o teor de oxigênio no sangue etc. A Figura 2 mostra os mais importantes parâmetros a serem registrados.

Ao longo do sono, todas essas informações são registradas em um computador. Os dados relativos ao número e à duração das paradas respiratórias ou outros problemas que podem afetar a qualidade do sono podem ser avaliados nesses registros. A Figura 3 nos mostra, como exemplo, um desses registros.

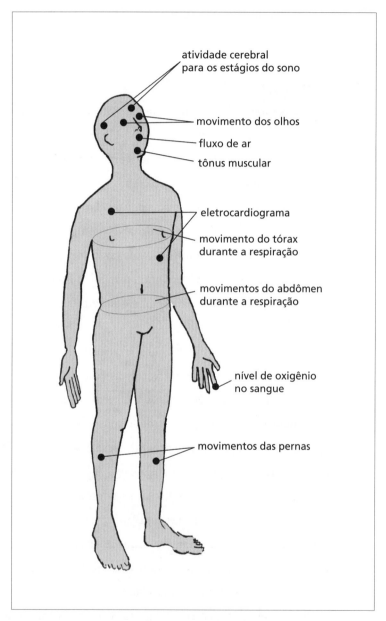

Figura 2 – Parâmetros registrados durante a polissonografia.

Avaliação dos distúrbios do sono

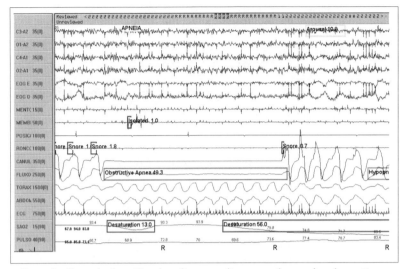

Figura 3 – Exemplo de gráfico de polissonografia mostrando uma fase de apnéia.

É possível, também, verificar quanto tempo o paciente demora para dormir, quanto tempo ele demora para "sonhar" (ou seja, quanto tempo leva para atingir o sono REM), quanto tempo ele realmente dorme, e qual a porcentagem e distribuição das fases de sono, o número e a duração de despertares. Também se avalia a presença de irregularidades na respiração, arritmias cardíacas, alteração de gases sanguíneos etc.

Na manhã seguinte o examinador fará um relatório baseado nos dados registrados, o qual será usado pelo médico para fazer as recomendações de tratamento.

Geralmente, os fios não causam dor ou grande desconforto, e o paciente pode dormir em qualquer posição. Pode inclusive levantar-se para ir ao banheiro, se o desejar.

Existem, atualmente, sistemas que permitem a obtenção de dados na própria casa da pessoa que precisa fazer o exame de sono. Esses sistemas, contudo, fornecem menos informações do que os realizados em clínicas ou hospitais.

Teste das latências múltiplas do sono

Outro exame que pode ser realizado no laboratório de sono é o teste de latências múltiplas, que serve para verificar o grau de sonolência durante o dia. Esse exame consiste em quatro a cinco registros realizados durante o dia, em intervalos de duas horas, durando vinte minutos cada um. Em cada um desses registros, medimos o tempo que o paciente demora para dormir e, depois, calculamos a latência média de sono: um valor inferior a cinco minutos indica uma sonolência patológica.

Este exame é importante, também, para verificar a presença de sono REM nos registros diurnos. Esse é um dos critérios para o diagnóstico de *narcolepsia*, uma doença que mencionaremos mais adiante.

O teste das latências deve ser feito sempre que precisarmos avaliar objetivamente uma queixa de sonolência. Ele geralmente é feito no dia seguinte à realização da polissonografia.

IV
INSÔNIA

PEDRO PAULO PORTO JUNIOR

Todos nós, ocasionalmente, passamos algumas noites sem dormir bem. Isso pode acontecer em virtude de estresse, indisposição do estômago ou consumo excessivo de cafeína ou álcool. O que denominamos insônia, contudo, é a falta de sono que ocorre regular ou freqüentemente, muitas vezes sem causa aparente. E temos sempre a sensação subjetiva de que o sono foi inadequado, insuficiente ou interrompido.

A insônia não só pode alterar seu nível de energia e seu humor, como também trazer problemas de saúde, pois o sono é indispensável ao bom funcionamento de nosso sistema imunológico. O cansaço que se acumula ao longo das noites com pouco sono diminui a capacidade mental e a concentração.

Os sintomas e sinais mais comuns da insônia são a impossibilidade de dormir o suficiente durante a noite e a dificuldade de pegar no sono; acordar durante a noite, acordar cedo demais e acordar cansado, mesmo tendo dormido a noite inteira, também são sintomas da insônia. Ela pode ser aguda, quando ocorre apenas em um período limitado de tempo; e crônica, quando perdura por duas semanas ou mais. As insônias agudas se tornam crônicas em cerca de 10% a 20% dos casos.

Durante o dia, a insônia faz a pessoa sentir fadiga excessiva, ter baixa concentração, irritabilidade, alterações comportamentais, ansiedade e contrações musculares. Nos casos de insônia aguda, particularmente, pode ocorrer a sensação de extrema sonolência. Nas insônias crônicas é comum a pessoa apresentar a sensação de *arousal* – sentir-se, de súbito, completamente acordada.

A insônia pode ser classificada como primária ou secundária. A primária é aquela em que não existem outras doenças ou fatores externos que a determinem. Nesse caso, trata-se de uma doença independente, que decorre de um fator constitucional e é quase sempre crônica. Algumas pessoas têm insônia primária de origem genética, ou seja, herdaram de um de seus pais a dificuldade para dormir.

A maioria das insônias é secundária e tem como causas mais comuns as seguintes:

Estresse. Problemas no trabalho ou na escola, bem como preocupação com problemas de saúde, podem impedir a mente de relaxar.

Preocupações. Preocupações normais de todos os dias podem dificultar o sono; o mesmo acontece com os distúrbios de ansiedade, que mantêm a mente alerta e não deixam a pessoa dormir.

Depressão. Pessoas deprimidas podem dormir em excesso ou apresentar insônia. Isso depende de alterações químicas cerebrais que ocorrem na depressão.

Medicamentos. Alguns medicamentos, como certos antidepressivos, remédios para diminuir a pressão arterial e derivados de cortisona, podem interferir no sono. Muitos analgésicos e antigripais contêm cafeína. Os an-

Insônia

tialérgicos muitas vezes causam sonolência, mas podem agravar alguns problemas urinários, obrigando seu usuário a se levantar mais vezes durante a noite.

Alterações do ciclo circadiano. Nosso organismo possui um relógio biológico interno, que orienta o ciclo de dormir e acordar e regula o metabolismo de acordo com as horas do dia. Esse ciclo é alterado no caso de viagens, particularmente aquelas em que atravessamos mais de três fusos horários. Ele também é perturbado no caso de pessoas que trabalham durante à noite. Essas pessoas estão impossibilitadas de dormir nos horários biológicos normais e facilmente passam a ter dificuldade para dormir em outros horários.

Doenças que causam dor. A artrite, a fibromialgia e as neuropatias são doenças que causam insônia e precisam ser adequadamente tratadas.

Outras doenças. Insônia pode ocorrer, também, em processos infecciosos, cardiopatias, pneumopatias, doenças neurológicas, renais e endocrinológicas e câncer. Comer demais antes de dormir pode causar azia ou refluxo gastroesofágico, e o desconforto causado por esses problemas faz acordar.

Insônia comportamental. É a que ocorre quando alguém acha que não vai dormir bem e tenta dormir "de qualquer jeito". A maior parte dessas pessoas dorme melhor quando se afasta de seu quarto e desempenha alguma outra atividade, como assistir à televisão.

Quando a insônia interfere seriamente na atividade diária, é conveniente procurar um médico, que ajudará a determinar a causa do problema e seu tratamento. O sono é tão importante para a saúde quanto a alimentação e os exercícios físicos regulares. A insônia pode causar um impacto negativo tanto no corpo como na mente. Pessoas com insônia são mais afetadas por problemas psiquiátricos, como depressão e ansiedade, e são mais propensas a hipertensão e diabete.

Além disso, o sono insuficiente pode causar acidentes sérios e até fatais no manejo de máquinas e veículos. Nos Estados Unidos, ocorrem cem mil acidentes por ano causados por motoristas que pegam no sono ao volante. As estatísticas desse país mostram que 10% dos adultos têm insônia crônica e outros 15% apresentam insônia de curta duração. A prevalência é maior em mulheres e em idosos.

O diagnóstico da insônia é, muitas vezes, difícil, por serem vários os fatores que influenciam o sono. É possível que seu médico aconselhe a realização de um exame de sono, mas esses exames são complicados para as pessoas com insônia, pois elas têm grande dificuldade de dormir em ambiente totalmente diferente do habitual.

O tratamento baseia-se fundamentalmente nas causas. Se a insônia for primária, começamos com a prática da higiene do sono, que se encontra detalhada em outro capítulo. Caso contrário, devemos pensar em outras opções de tratamento, como a cromoterapia e a alternância de claro/escuro, ou medicamentos, que incluem a melatonina, os benzodiazepínicos, os antidepressivos com efeito sedativo, os indutores do sono e anti-histamínicos. Nas insônias secundárias de etiologia psiquiátrica, devem ser associadas ao tratamento medicamentoso a abordagem comportamental e a higiene do sono.

O uso de medicamentos indutores de sono é particularmente recomendado quando o paciente se encontra em uma situação momentânea de estresse. Mas os médicos não recomendam o uso prolongado desses remédios, pois eles têm efeitos colaterais; o ideal é poder dormir sem remédios. Além disso, esses medicamentos vão perdendo gradativamente o efeito, quando usados por longos períodos, e podem até dificultar o sono, ao longo do tempo.

A evolução da insônia é variável. Muitos pacientes têm o problema para o resto da vida, enquanto outros têm períodos curtos alternando com longos períodos de sono normal.

V

A APNÉIA DO SONO

PEDRO LUIZ MANGABEIRA ALBERNAZ

MÁRCIA CARMIGNANI

Existem pessoas que não respiram tranqüilamente ao longo da noite inteira. Elas apresentam períodos de parada respiratória, ou períodos de **apnéia**. A palavra "apnéia" é de origem grega e significa *parada respiratória*.

As pessoas que apresentam essas paradas respiratórias sofrem de uma doença que se chama apnéia do sono. Existem formas leves e formas graves de apnéia do sono. Há pessoas que podem chegar a parar de respirar centenas de vezes durante uma noite. As paradas podem ser breves, da ordem de alguns segundos, ou podem durar até mesmo um minuto ou mais.

Após cada parada respiratória, o cérebro faz essas pessoas acordar por um mínimo intervalo de tempo, para que possam voltar a respirar. Em conseqüência desses *microdespertares*, o sono é extremamente fragmentado e de má qualidade.

A função fundamental da respiração é oxigenar o sangue, que, por sua vez, leva esse oxigênio para as células de todos os tecidos e órgãos. Todos nós sabemos que o oxigênio é indispensável e que a respiração é de importância vital. Se pararmos de respirar durante quatro minutos, causaremos danos irreversíveis ao nosso cérebro, que é o órgão que mais necessita de oxigênio.

Quando respiramos, o ar que enche nossos pulmões transfere o oxigênio, ao nível dos alvéolos pulmonares, para o sangue. Este, por sua vez, transfere para o ar o gás carbônico que resulta da combustão do oxigênio. É nesse momento que, no interior dos alvéolos pulmonares, o sangue se converte de venoso (pobre em oxigênio) em arterial (rico em oxigênio).

No sangue, o oxigênio é transportado por uma molécula especial, a hemoglobina, que tem a capacidade de fixá-lo e transportá-lo até seu destino. As moléculas de hemoglobina se encontram dentro dos glóbulos vermelhos.

Podemos imaginar os glóbulos vermelhos como uma frota de caminhões que atravessam os alvéolos pulmonares para serem carregados com oxigênio. Esses caminhões não param, estão em constante movimento. A Figura 4 demonstra essa comparação, mostrando-nos uma frota de caminhões sendo carregada no alvéolo pulmonar.

Se pararmos de respirar, não haverá oxigênio suficiente para que os caminhões recebam uma carga completa;

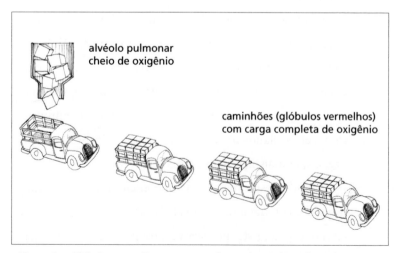

Figura 4 – Glóbulos vermelhos, representados por caminhões, levando oxigênio para os tecidos.

eles receberão apenas uma parte da carga que deveriam receber, como vemos na Figura 5.

Isso obriga o coração a bater mais vezes, para assegurar o transporte de oxigênio. Por esse motivo, a apnéia do sono, quando não tratada, pode causar doenças do coração, hipertensão, perda de memória, impotência e dores de cabeça.

Além disso, o sono das pessoas que têm apnéia é de má qualidade. Quando o cérebro percebe a redução do oxigênio no sangue, ele envia um sinal para a pessoa voltar a respirar. Esse sinal faz a pessoa acordar, e os músculos da garganta e da língua são reativados para reabrir as vias aéreas. Esses microdespertares são necessários para que a pessoa volte a respirar (na verdade, eles salvam sua vida), mas atrapalham o sono. Essas pessoas não descansam o suficiente e têm sonolência durante o dia. Por isso, po-

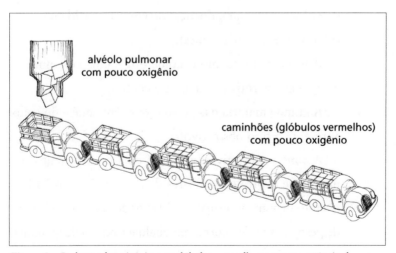

Figura 5 – Redução de oxigênio nos glóbulos vermelhos em conseqüência das paradas respiratórias.

dem apresentar mau desempenho em seu trabalho, bem como envolver-se em acidentes de automóvel.

Existem três tipos de apnéia do sono: a *obstrutiva*, a *central* e a *mista*.

Apnéia obstrutiva. Causada pela interrupção mecânica das vias respiratórias. É o tipo mais comum de apnéia do sono. A respiração pela garganta e a respiração abdominal continuam normalmente. É acompanhada de roncos e faz a pessoa acordar com sensação de falta de ar, voltando a dormir logo em seguida.

Apnéia central. Não existe obstrução das vias aéreas, mas o cérebro, em determinados momentos, demora a enviar os comandos dos músculos da respiração. É muito menos freqüente que a apnéia obstrutiva. A respiração pela boca e a respiração abdominal param simultaneamente. Pode estar associada a batimentos irregulares do coração, pressão alta, doenças do coração e acidentes vasculares cerebrais (derrames).

Apnéia mista. Como o nome diz, é uma combinação da apnéia obstrutiva e da apnéia central.

A grande maioria das pessoas que têm apnéia do sono apresenta o tipo obstrutivo.

A apnéia obstrutiva do sono é uma doença muito comum, que ocorre em milhares de pessoas. Ela é mais freqüente em homens de mais de 40 anos de idade com excesso de peso, mas pode ocorrer em qualquer pessoa de qualquer peso e idade, inclusive em crianças. Infelizmente, inúmeras

A apnéia do sono

pessoas desconhecem os riscos da doença, e por isso muitos casos não chegam a ser diagnosticados e tratados.

Ronco

Todas as pessoas que apresentam apnéia obstrutiva do sono roncam. Existem, contudo, pessoas que roncam e não apresentam apnéia. Às vezes, o ronco é apenas barulho, não associado a qualquer tipo de doença. Mas existe uma situação intermediária, a **síndrome da resistência das vias aéreas superiores,** na qual a pessoa, embora não tenha apnéia, também sofre microdespertares durante a noite e por isso tem sonolência durante o dia. As pesquisas mostram que a **síndrome da resistência das vias aéreas superiores** está associada a variações da pressão no interior do esôfago ao longo do sono. O tratamento para essa síndrome é essencialmente igual ao das formas leves da apnéia do sono.

As figuras que se seguem ilustram o que acontece com as pessoas que roncam e apresentam apnéia obstrutiva.

Durante o sono normal, os músculos que controlam o véu do paladar e a língua mantêm abertas as vias aéreas (Figura 6). Se esses músculos perderem o tônus, ou seja, se ficarem relaxados, as vias aéreas se estreitam, causando um bloqueio (Figura 7). Durante a inspiração, as partes moles da garganta passam a vibrar, produzindo o ronco. Quando os músculos relaxam demais e a garganta já se apresenta estreita, ocorre um bloqueio total, ou seja, uma

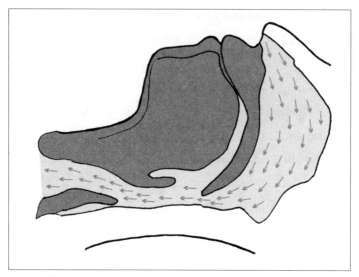

Figura 6 – Vias aéreas com funcionamento normal.

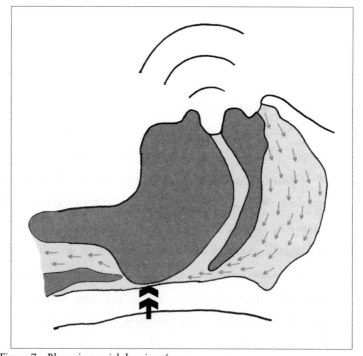

Figura 7 – Bloqueio parcial das vias aéreas.

pausa respiratória (Figura 8). Quando uma pessoa que sempre ronca pára subitamente de roncar, podemos ter certeza de que ela apresenta apnéia obstrutiva.

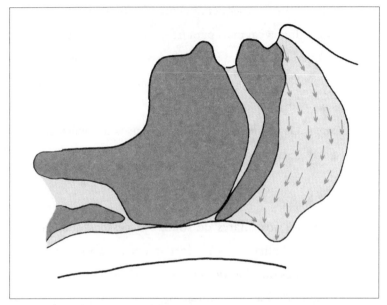

Figura 8 – Parada respiratória obstrutiva.

Fatores para a apnéia do sono

Existem muitos fatores que contribuem para a apnéia obstrutiva. Os mais freqüentes são os seguintes:

- **Excesso de peso ou obesidade.** A gordura depositada na garganta diminui o espaço disponível e facilita a obstrução quando os músculos estão relaxados. Pessoas com colarinho grande apresentam apnéia do sono com mais freqüência, mesmo que não sejam gordas. Na verdade, cerca de 40% dos portadores de apnéia do sono não são gordos, e o emagrecimento é um fator importante em seu tratamento.

- **Idade.** No envelhecimento ocorre uma perda de massa muscular e, conseqüentemente, de tônus muscular. Com isso a língua cai mais para trás, bloqueando as vias aéreas, e o véu do paladar fica mais frouxo, impedindo o fluxo de ar. Na maioria das vezes, a apnéia do sono atinge pessoas com mais de 40 anos.

- **Sexo.** Os homens são mais propensos à apnéia do sono porque suas vias aéreas são mais estreitas do que as das mulheres. Mas a apnéia do sono também pode ocorrer em mulheres.

- **Horários irregulares de sono.** Há pessoas que, quando estão trabalhando, vão dormir em horários totalmente diferentes dos dias de lazer, e isso afeta os ciclos do sono. O sono do estágio I (logo que você vai dormir) e o sono REM (que é o estágio em que ocorrem os sonhos) são os mais afetados. Circunstâncias diversas que possam afetar a qualidade do sono, tais como um companheiro que ronca, um bebê, preocupações com os acontecimentos do dia etc., podem perturbar esses estágios do sono e eventualmente favorecer a apnéia.

- **Hipertensão arterial.** A hipertensão é também um fator de risco para a apnéia.

- **Alterações anatômicas da face.** Alterações anatômicas, língua grande, queixo deslocado para trás, mandíbula pequena, vias aéreas estreitas ou com tecidos bloqueando os espaços, ou véu do paladar e úvula longos podem ser fatores determinantes da apnéia.

- **Obstrução nasal.** A obstrução nasal, que sempre piora durante a noite, é um importante fator da apnéia do sono. Ela pode ocorrer em virtude de desvios do septo nasal, de polipose nasal (as fossas nasais são preenchidas por um tecido frouxo, que, embora de natureza benigna, causa extremo desconforto), ou de alergia respiratória, que torna as pessoas muito sensíveis à desumidificação do ambiente (climas secos, ar-condicionado, sistemas de aquecimento etc.). Muitas pessoas são viciadas em vasoconstritores nasais, mas eles produzem apenas um alívio temporário, agravando cada vez mais a obstrução nasal.

- **Refluxo gastroesofágico.** A doença do refluxo gastroesofágico é extremamente comum e ocorre quando quantidades variáveis de suco gástrico (rico em ácido clorídrico) atingem o esôfago, a faringe e a laringe. A queimadura ácida resultante desse contato causa reação inflamatória e edema, que podem contribuir para o estreitamento das vias aéreas.

- **Dor.** A dor causada por artrite ou por fibromialgia pode ser um fator agravante, pois freqüentemente interfere na qualidade do sono. Estima-se que 20% a 25% das pessoas que têm fibromialgia apresentam apnéia.

- **Ronco.** O ronco pode ser tanto conseqüência como causa da apnéia. As vibrações do véu do paladar que ocorrem no ronco podem gradativamente aumentar seu comprimento, contribuindo para estreitar as vias aéreas.

- **Cafeína.** O uso excessivo de café, chá ou refrigerantes que contêm cafeína tem efeito sobre o sono, podendo agravar a apnéia.
- **Álcool.** O uso de álcool antes de dormir contribui para relaxar a musculatura das vias aéreas superiores, causando obstrução respiratória.
- **Fumo.** O fumo causa reação inflamatória e inchaço nas vias aéreas superiores, restringindo o fluxo de ar. Mesmo pessoas que fumam com moderação apresentam maior risco de distúrbios do sono, que são, naturalmente, mais intensos naqueles que fumam muito. Existem estudos que comprovam que mesmo os "fumantes passivos" têm maior risco de apnéia do sono. É altamente recomendável parar de fumar quando se faz tratamento para a apnéia.
- **Medicamentos.** Alguns medicamentos, como tranqüilizantes, antidepressivos e relaxantes musculares, agravam a apnéia do sono.
- **Amígdalas e adenóides.** Amígdalas aumentadas e vegetações adenóides são causa freqüente de apnéia do sono em crianças.
- **Antecedentes familiares.** Não existem genes definidos como causadores de apnéia do sono, mas ela parece ser freqüente em algumas famílias. Provavelmente resulta de características anatômicas da face e do pescoço que são transmitidas de geração a geração.

Conseqüências da apnéia do sono

A apnéia do sono tem sérias conseqüências para a saúde. Algumas derivam da má qualidade do sono, outras dos problemas de oxigenação do sangue.

Os principais problemas resultantes da má qualidade do sono são os seguintes:

- Sono durante o dia.
- Comprometimento do sistema imunológico, maior facilidade de ter doenças e tempo mais longo para a cura.
- Saúde mental e emocional comprometida.
- Produtividade reduzida.
- Mau humor, períodos freqüentes de irritabilidade.
- Falta de disposição.
- Perda de concentração e memória.
- Tempo de reação maior, podendo até causar acidentes.

Os efeitos da apnéia do sono de grau leve são os seguintes:

- Necessidade de levantar-se várias vezes durante a noite para ir ao banheiro.
- Azia.
- Suores noturnos.
- Boca seca ao acordar.
- Roncos altos.

Os problemas mais sérios relacionados com a falta de oxigenação do sangue são os seguintes:

- Sono agitado e insônia.
- Morte prematura.
- Diabete tipo II – a apnéia do sono é associada à intolerância ao açúcar e à resistência à insulina, que levam à diabete.
- Hipertensão arterial e doenças do coração – a necessidade de mover mais rapidamente os glóbulos vermelhos exige um aumento da pulsação e uma elevação momentânea da pressão arterial. Ao longo do tempo, muitos dos portadores de apnéia se tornam hipertensos. O risco de doenças do coração aumenta significativamente.
- Acidentes vasculares cerebrais (derrames).
- Hipercapnia (excesso de gás carbônico no sangue).
- Insuficiência do lado direito do coração.
- Alterações do ritmo cardíaco e extra-sístoles.
- Dificuldade para aprender e falta de atenção – as crianças com apnéia obstrutiva muitas vezes apresentam distúrbios de aprendizagem que prejudicam seu rendimento escolar.
- Ganho de peso e obesidade (as alterações do sono REM induzem com freqüência ao aumento do peso).
- Impotência, disfunção sexual ou redução da libido.
- Depressão.
- Dores de cabeça pela manhã.
- Aumento de 700% na probabilidade de acidentes.

A apnéia do sono

● A síndrome da morte súbita do recém-nascido pode estar associada à apnéia obstrutiva do sono.

Você tem apnéia do sono?

Este pequeno questionário o ajudará a saber se você apresenta um quadro de apnéia obstrutiva do sono.

● Você ronca muito? O seu ronco faz você ou seu(sua) companheiro(a) acordar?

● Você já acordou, no meio da noite, com dificuldade para respirar?

● Você sente sono durante o dia? Tem dificuldade em permanecer acordado(a), mesmo quando ocupado(a)?

● Você acorda com dor de cabeça, ardor na garganta ou boca seca?

Além do questionário, se alguma pessoa dorme com você no mesmo quarto, poderá auxiliá-lo no diagnóstico do problema. Peça ao seu cônjuge ou companheiro(a) que faça um registro, uma espécie de diário, de seu sono. Um gravador também pode ajudar. Como essa pessoa certamente vai acordar, durante a noite, com seus roncos e/ou paradas respiratórias, ela pode facilmente anotar o que ocorre:

● se você ronca alto;
● se você dorme o tempo todo ou acorda;
● se você tem dificuldade para respirar.

A obstrução das vias aéreas exige que seu portador acorde várias vezes durante a noite. Esses microdespertares, contudo, são muito curtos e em geral não nos lembramos deles ao acordar. Por isso a informação do(a) companheiro(a) é muito importante. Ele(a) lembra-se muito bem dos episódios de parada respiratória, sendo boa testemunha dos incidentes noturnos.

Mas podem ocorrer episódios mais violentos, em que a pessoa acorda durante a noite, assustada, com falta de ar. Muitas vezes o acordar é acompanhado de suor frio e aceleração dos batimentos cardíacos.

Se você dorme sozinho, deixe o gravador ligado enquanto dorme; naturalmente ele só gravará o período inicial de seu sono.

Diagnóstico

Se você chegar à conclusão de que pode ter alguma forma de apnéia do sono, ou a síndrome da resistência das vias aéreas, deve consultar um médico, pois essas doenças são progressivas e o ideal é que sejam tratadas em sua fase inicial.

Qual médico você deve procurar?

Se você não tem certeza de qual é seu problema de sono, procure um neurologista. Esse é o especialista que tem mais conhecimentos sobre o sono.

Se você tem certo grau de certeza de que tem apnéia do sono, ou se você ronca muito, procure um otorrinolaringologista.

A apnéia do sono

O fato é que as doenças do sono são multidisciplinares. Qualquer que seja o médico que você venha a procurar, ele certamente lhe fará perguntas sobre o que você sente, pois a história clínica é fundamental para o diagnóstico. Muito provavelmente, esse médico o enviará a outros médicos, para outros tipos de avaliação ou para exames especiais. Assim, por exemplo, se você tiver uma apnéia grave, ele o enviará a um cardiologista para ver se esse quadro está afetando seu coração. O otorrinolaringologista examinará sua boca e seu nariz e, muito provavelmente, usará um fibrolaringoscópio (instrumento que contém um feixe de fibras ópticas) para observar o interior das fossas nasais, da rinofaringe e da laringe, com o objetivo de determinar os pontos de obstrução.

Os exames mais freqüentemente solicitados são a **polissonografia** e os exames de imagem.

Polissonografia é um exame do sono, realizado em hospital ou clínica, durante uma noite, em que são registrados os parâmetros mais importantes do sono, como a atividade elétrica do cérebro, os movimentos dos olhos, as contrações musculares, o ritmo do coração, os movimentos da respiração, o nível de oxigênio no sangue etc. No capítulo III há mais informações sobre a polissonografia.

Imagens

Os exames de imagem em medicina têm se desenvolvido de forma extraordinária nos últimos anos e representam um excelente recurso diagnóstico, particularmente nos casos difíceis. Podemos usar a **tomografia computadorizada** *multislice* (Figura 9) ou a **ressonância magnética** (Figura 10) com aquisições ultra-rápidas. Esses exames são realizados com o paciente deitado, em estudos dinâmicos (durante as diferentes fases da respiração), simulando as condições encontradas durante o sono.

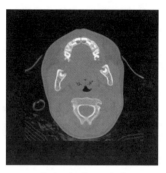

Figura 9 – Tomografia computadorizada da orofaringe mostrando aumento das amígdalas palatinas, o que reduz o calibre das vias aéreas.

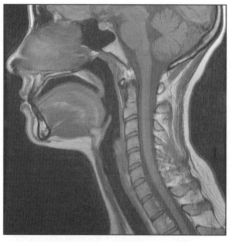

Figura 10 – Imagem sagital de ressonância magnética das vias aéreas em pessoa normal.

Essas imagens permitem a avaliação e mensuração das estruturas anatômicas, o que facilita um planejamento terapêutico ou cirúrgico mais seguro. As imagens por tomografia ou ressonância magnética podem também ser pós-processadas para a geração de imagens tridimensionais das vias aéreas (Figura 11).

A escolha da melhor modalidade de imagem para cada pessoa ficará a critério do médico, que leva em consideração as estruturas que deseja avaliar. Quando existem suspeitas de malformações ósseas, por exemplo, estas aparecem melhor na tomografia. Quando existem restaurações dentárias, próteses fixas ou aparelhos ortodônticos, eles podem prejudicar o exame.

Além disso, é importante saber se o paciente pode colaborar com a realização do exame ou precisa ser sedado;

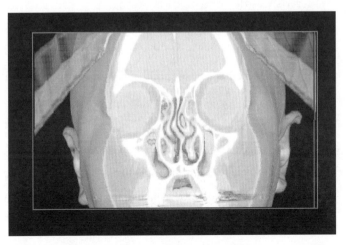

Figura 11 – Reconstrução tridimensional de imagens obtidas por tomografia computadorizada, mostrando o desvio do septo nasal e a pneumatização (célula de ar) da concha média na fossa nasal esquerda.

crianças pequenas e pacientes com claustrofobia precisam ser examinados sob sedação ou anestesia.

Existem, ainda, algumas contra-indicações para a realização da ressonância magnética: portadores de marcapasso cardíaco, implantes cocleares, determinados tipos de válvulas, clipes vasculares e próteses não podem fazer o exame. A tomografia utiliza raios X, cuja dose deve ser controlada e corrigida para crianças. Há limites de peso para a tomografia (máximo de 250 kg) e para a ressonância (máximo de 120 kg).

Tratamento

Há vários tratamentos disponíveis para a apnéia do sono. Seu médico o ajudará a decidir qual o melhor para seu caso, uma vez que os tratamentos se baseiam nas características do sono de cada pessoa.

Não existem medicamentos que atuem de forma satisfatória.

Descreveremos, a seguir, os tratamentos mais utilizados.

Mudança de hábitos

Nos casos leves de apnéia do sono, algumas mudanças de comportamento podem auxiliar na obtenção de um sono tranqüilo:

A apnéia do sono

- Evitar o uso de álcool e de medicamentos que causam sonolência. Eles facilitam a obstrução das vias aéreas durante a noite.
- Dormir de lado, e não de costas.
- As obstruções nasais, causadas por rinite alérgica, asma ou problemas mecânicos, como desvios do septo e hipertrofia dos cornetos nasais, deverão ser tratadas.

Administração de oxigênio

É utilizada apenas nos casos de apnéia central. Embora a oxigenação do sangue melhore bastante, ela não melhora a qualidade do sono e a pessoa continuará a ter períodos de sonolência durante o dia.

Perda de peso

A apnéia do sono costuma ser mais grave nas pessoas que estão acima de seu peso normal e por isso, muitas vezes, é recomendada uma dieta para emagrecer, como parte importante do tratamento. Às vezes, mesmo pequenas perdas de peso ajudam muito.

Para as pessoas obesas que apresentam apnéia do sono e conseguem emagrecer de forma significativa, recomenda-se nova polissonografia para verificar o impacto da perda de peso na qualidade de sono.

Aparelhos dentários

Alguns médicos recomendam aparelhos dentários que funcionam como dilatadores da faringe. Esses aparelhos são moldados pelo odontologista e colocados na boca à noite, para manter a mandíbula e a língua deslocadas para a frente. Existem modelos fixos e modelos ajustáveis, apresentando estes últimos melhores resultados.

Os aparelhos dentários apresentam alguns pontos positivos: reduzem os roncos, melhoram a qualidade do sono e reduzem o número e a intensidade das paradas respiratórias. Por serem pequenos, são facilmente transportáveis pelas pessoas que viajam muito; além disso são fáceis de usar. Eles não são recomendados, contudo, para casos graves de apnéia do sono. Causam, também, alguns problemas, como desconforto, feridas na boca, acúmulo de saliva durante o sono, e podem acarretar problemas nos dentes e nas articulações da mandíbula. Em alguns casos podem até agravar a apnéia.

Pressão positiva contínua nas vias aéreas

A pressão positiva contínua nas vias aéreas é considerada atualmente o tratamento mais eficaz para as apnéias obstrutivas do sono. Na verdade, sua eficácia é de 100%, a não ser nas pessoas que apresentam obstrução nasal intensa.

A pressão positiva é administrada por pequenos aparelhos especiais, conhecidos pela sigla CPAP (*Continuous Positive Airway Pressure*). O primeiro CPAP foi construído pelo professor Colin E. Sullivan, um dos pioneiros do estudo da apnéia, em 1981. Ao longo do tempo eles se tornaram menores, mais eficientes e mais silenciosos.

O CPAP (Figura 12) consiste em um pequeno motor elétrico ligado a uma turbina que, girando a uma rotação controlada, gera pressão positiva com fluxo constante. A pessoa com apnéia utiliza sobre o nariz uma máscara de silicone (Figura 13) presa à cabeça por uma ou mais alças. Um tubo liga essa máscara ao aparelho, que funciona ligado à corrente elétrica.

A pressão positiva contínua provoca a abertura pneumática das vias aéreas, eliminando as obstruções que causam a apnéia. Por manter a faringe também aberta, ela elimina os roncos.

A pressão do ar enviado à máscara pelo CPAP é ajustada individualmente a cada pessoa, correspondendo à mínima pressão capaz de manter as vias aéreas permanentemente abertas. O ajuste do aparelho é realizado durante

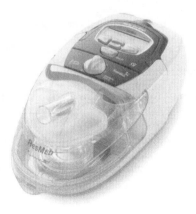

Figura 12 – Um dos múltiplos modelos de CPAP.

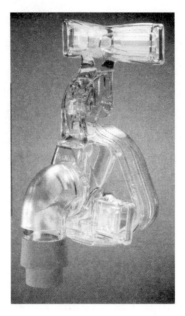

Figura 13 – Um dos tipos de máscara para a utilização do CPAP.

a polissonografia, para quantificar a menor pressão que mantenha a passagem de ar, com o paciente dormindo, em todos os estágios do sono. Na maioria das vezes, pressões relativamente baixas, da ordem de 5 a 10 kPa[1], são suficientes para garantir um sono tranqüilo.

É importante lembrar que o CPAP é um tratamento, e não uma cura. Ele resolve o problema da apnéia se for usado ao longo de todo o tempo do sono. Existem pessoas que o usam apenas durante algumas horas, ou quatro dias por semana, e se tornam assintomáticas, mas

---

[1] O quilopascal (kPa) é uma unidade de pressão que corresponde a mil pascals (Pa). O pascal corresponde à força de um newton (N) por m².

A apnéia do sono

não sabemos quais riscos essas pessoas terão ao longo dos anos. E se deixarem de usar o CPAP os sintomas da apnéia ressurgirão. Por outro lado, o uso adequado faz que a pessoa respire melhor mesmo durante o dia, pois as vias aéreas se inflamam durante as paradas respiratórias e com o uso do CPAP essa inflamação, e conseqüente redução dos espaços, não acontece.

Apesar de o CPAP ser o tratamento de escolha para a apnéia do sono, ele não é fácil de usar e muitas vezes as pessoas tendem a abandoná-lo quando não observam rápidas melhoras na qualidade de sono. Na verdade, cerca de 30% dos usuários abandonam o uso do aparelho ao longo do tempo. Por isso, os médicos devem orientá-los da melhor maneira possível e continuar seguindo a evolução do tratamento. Às vezes ocorrem problemas, como dificuldades na adaptação da máscara, áreas vermelhas ou machucados ao redor do nariz, obstrução nasal ou ressequidão das fossas nasais. À medida que esses problemas forem sendo resolvidos, as pessoas passam a se sentir mais descansadas e cheias de energia. São necessárias, em média, duas semanas para adaptar-se ao uso do CPAP.

Bi-Level Positive Airway Pressure

É também um aparelho para as pessoas com apnéia do sono, mas possui ajustes diferentes para a pressão na inspiração e na expiração. Há situações em que o CPAP torna a respiração mais difícil para a pessoa que o utiliza; nesse caso, é preferível usar o Bi-Level Positive Airway Pressure.

Demand Positive Airway Pressure

Esse é um aparelho bem mais complexo que os anteriores. Ele dosa a concentração de oxigênio no ar que a pessoa respira e ajusta sua pressão em função da necessidade de suprir mais oxigênio. É utilizado apenas nos casos em que as experiências com outros aparelhos não produziram resultados.

Tratamento cirúrgico

Em algumas pessoas existe a possibilidade de obter mais espaço nas vias aéreas, estabelecendo uma situação estável e eliminando a necessidade do uso do CPAP e outros sistemas semelhantes.

Existem vários tipos de procedimentos que podem ser utilizados. Em crianças pequenas a remoção das amígdalas e das adenóides é muitas vezes suficiente para resolver o problema. Em outras pessoas o tratamento cirúrgico envolve a remoção do excesso de tecido na parte posterior da garganta (véu do paladar e úvula) ou a reconstrução da mandíbula.

Para a cirurgia ter sucesso é indispensável identificar previamente quais tecidos estão bloqueando as vias aéreas, uma vez que as técnicas disponíveis são muito específicas em relação à causa da obstrução. Se a técnica utilizada for inadequada, poderá não melhorar em nada o quadro de apnéia e até agravá-lo. Além disso, as pessoas reagem de forma diferente às técnicas utilizadas.

Uvulopalatofaringoplastia. Esta é uma técnica cirúrgica de obtenção de mais espaço na área em que, na grande maioria das vezes, ocorre o maior estreitamento das vias respiratórias, que é o espaço retropalatal.

O cirurgião remove a úvula, bem como uma parte do véu do paladar. Se o paciente tiver amígdalas volumosas ou vegetações adenóides, estas são também removidas. A uvulopalatofaringoplastia não remove os tecidos localizados na base da língua. A Figura 14 mostra esquematicamente o aspecto do véu do paladar antes e depois do procedimento.

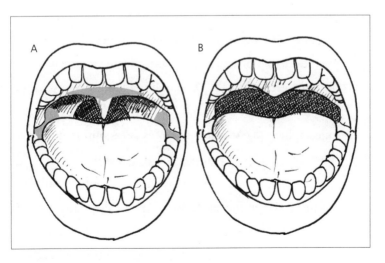

Figura 14 – As áreas cinzentas mostram os tecidos a serem removidos na uvulopalatofaringoplastia (A). O espaço disponível nas vias aéreas aumenta nitidamente (B).

Inicialmente essa cirurgia foi muito realizada, mas atualmente tem sido menos indicada, em virtude de muitas pessoas voltarem a apresentar apnéia do sono alguns anos depois de fazerem a operação.

Cirurgia por raios laser. Essa é uma variante da uvulopalatofaringoplastia em que o cirurgião aplica raios laser na úvula e no véu do paladar, causando a retração desses tecidos. É difícil precisar a quantidade de raios laser necessária para cada paciente, por isso esse procedimento é geralmente realizado em várias sessões. O índice de sucesso desse procedimento é maior do que o obtido com a uvulopalatofaringoplastia tradicional.

Cirurgia por radiofreqüências. Ondas de rádio que, ao serem aplicadas nos tecidos do corpo humano, geram calor. Também podem ser utilizadas para fazer retrair os tecidos do nariz, da garganta, da língua ou do véu do paladar, a fim de obter mais espaço. Uma agulha especial, ligada a um gerador de radiofreqüências, é introduzida nos tecidos que devem sofrer retração. O aparelho aquece esses tecidos a uma temperatura de 70 a 80°C. Em 70% dos casos, uma única aplicação é suficiente, mas às vezes outras aplicações são necessárias para completar o tratamento.

Este procedimento proporciona excelentes resultados nas pessoas com formas leves de apnéia do sono e nos pacientes que apresentam roncos sem apnéia. Os resultados na apnéia grave, porém, são extremamente variáveis, por isso esse tratamento é raramente utilizado nesses casos.

Inserção de pilares no véu do paladar. Três pilares, ou barbatanas, são introduzidos no véu do paladar, por meio de um introdutor especial, a fim de torná-lo mais rígido. O aumento de rigidez reduz a obstrução das vias aéreas nesse local (Figura 15).

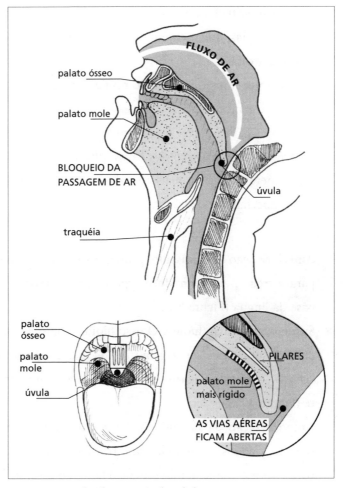

Figura 15 – Inserção de pilares no véu do paladar.

Rinosseptoplastia. Algumas pessoas com apnéia do sono respiram muito mal pelo nariz por apresentarem desvios do septo nasal. A rinosseptoplastia é indicada a essas pessoas.

Turbinoplastia. A hipertrofia das conchas, ou cornetos, nasais, pode causar, também, obstrução nasal importante. A hipertrofia dos cornetos pode ser tratada por radiofreqüências, que mantêm uma melhor fisiologia nasal pós-operatória.

Adenoidectomia e amigdalectomia. Em crianças com apnéia do sono, quase sempre esses procedimentos são suficientes para resolver o problema.

Tratamento cirúrgico nos casos difíceis. Algumas técnicas operatórias bem mais complexas são utilizadas em casos especiais:

- **Anteriorização do músculo genioglosso.** Traz a língua para a frente, aumentando o espaço entre a faringe e a base da língua (Figura 16).
- **Suspensão do osso hióide.** O osso hióide, com seus músculos, é suturado à cartilagem tireóide (parte superior da laringe), trazendo a parte posterior da língua para a frente (Figura 17).
- **Anteriorização da mandíbula.** Os ramos da mandíbula são seccionados e a mandíbula é trazida um centímetro para a frente, aumentando o espaço tanto ao nível da língua quanto do véu do paladar. Placas metálicas e para-

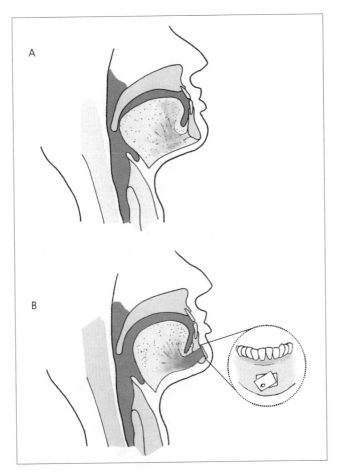

Figura 16 – Anatomia pré (A) e pós-operatória (B) na cirurgia da anteriorização do músculo genioglosso.

fusos são utilizados para refixar os ramos da mandíbula. Um procedimento semelhante é realizado nos maxilares para manter os dentes superiores e inferiores alinhados (Figura 18). Este procedimento exige a colaboração de um cirurgião bucomaxilofacial.

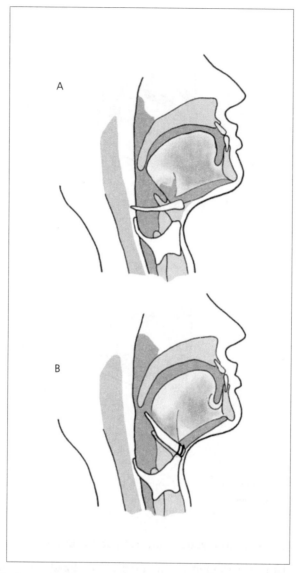

Figura 17 – Anatomia pré (A) e pós-operatória (B) na cirurgia da elevação do osso hióide.

A apnéia do sono

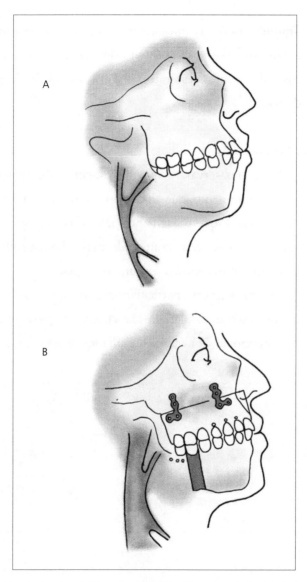

Figura 18 – Anatomia pré (A) e pós-operatória (B) na cirurgia da anteriorização da mandíbula.

- **Traqueostomia.** Técnica usada em situações excepcionais, como em pessoas obesas com deoxigenação intensa ou casos de doenças respiratórias graves associadas à apnéia do sono.

Comentários

Pode-se observar, no que diz respeito às diferentes formas de tratamento, que ainda não dispomos de uma terapêutica ideal, que possa beneficiar todas as pessoas com apnéia do sono. Mas temos tido muito bons resultados, com diferentes técnicas, em inúmeras pessoas.

Nos casos graves, particularmente em pessoas obesas, o uso do CPAP (ou suas variantes) e a perda de peso continuam a proporcionar os melhores resultados terapêuticos.

VI

DISTÚRBIOS DE SONOLÊNCIA EXCESSIVA E NARCOLEPSIA

STELLA TAVARES

Uma queixa que é relativamente comum e pode não ser valorizada adequadamente é a **sonolência excessiva**. Esse sintoma é definido como uma dificuldade em permanecer alerta, como uma grande facilidade para pegar no sono durante o dia ou em um horário em que a pessoa, em circunstâncias normais, deveria estar acordada.

A sonolência excessiva acomete cerca de 0,3% a 4% da população geral. Ela pode decorrer de uma simples quantidade insuficiente de sono, ou seja, pode ocorrer em pessoas que, por alguma circunstância, dormem menos do que o necessário. Mas pode ocorrer, também, em conseqüência de várias doenças, como distúrbios primários do sono e afecções clínicas e psiquiátricas.

A sonolência excessiva deve ser sempre investigada, pois, além de ser um sinal de alerta para a apnéia do sono, pode trazer muitos problemas para o paciente, como aumento do risco de acidentes diversos, dificuldades no trabalho, mau rendimento na escola e desajustes familiares. Ela pode ser erroneamente interpretada como cansaço, falta de energia, dificuldade de concentração ou indisposição. Além disso, o paciente muitas vezes nega sua existência, para não ser considerado "preguiçoso" ou "indolente"; esses adjetivos são freqüentemente usados para descrever os portadores de sonolência excessiva. Há também as pessoas que acreditam que se trata exclusivamente de um hábito. "Eu não tenho problemas com o sono", dizem elas. "Durmo em qualquer lugar e a qualquer hora."

A sonolência pode se manifestar como uma dificuldade para se manter acordado ou manter a atenção durante a execução de tarefas monótonas ou sedentárias, como assistir à televisão, ler um jornal, ouvir uma palestra etc. Em casos mais graves, contudo, o paciente pode sentir sono, ou mesmo dormir, em situações que exigem atenção, como dirigir um veículo, operar uma máquina etc. Outros sintomas que podem estar associados à sonolência também devem ser investigados, pois podem fornecer dados importantes para um diagnóstico correto. Entre esses sintomas estão o ronco, os comportamentos automáticos, a cataplexia, que se caracteriza por ataques súbitos de fraqueza muscular, a paralisia do sono e as alucinações hipnagógicas, ou seja, alucinações que ocorrem imediatamente antes de a pessoa dormir. Esses sintomas serão analisados de forma mais completa logo adiante.

Existem diferentes escalas ou questionários para avaliar subjetivamente a intensidade da sonolência diurna. Um questionário muito utilizado é a **Escala de Sonolência Epworth (ESE)**, que contém oito itens, com graduação de 0 a 3 pontos para cada um, sendo o escore máximo de 24 pontos e o normal para adultos de até 10 pontos.

Distúrbios de sonolência excessiva...

Escala de Sonolência Epworth

Qual é a probabilidade de você "cochilar" ou adormecer nas situações que serão descritas a seguir, em contraste com estar se sentindo simplesmente cansado?

Isso diz respeito ao seu modo de vida comum, nos tempos atuais. Ainda que você não tenha passado por nenhuma dessas situações, tente calcular como poderiam tê-lo afetado.

Utilize a escala apresentada a seguir para escolher o número mais apropriado para cada situação.

0 = nenhuma chance de cochilar
1 = pequena chance de cochilar
2 = moderada chance de cochilar
3 = alta chance de cochilar

SITUAÇÃO: CHANCE DE COCHILAR:

- Sentado e lendo   _____

- Assistindo à TV   _____

- Sentado em um lugar público
  (p. ex.: sala de espera, igreja)   _____

- Como passageiro de trem, carro ou
  ônibus, andando uma hora sem parar   _____

- Deitando-se para descansar à tarde,
  quando as circunstâncias permitem   _____

- Sentado e conversando com alguém   _____

- Sentado calmamente, após o almoço, sem tomar álcool _____

- No carro, enquanto pára por alguns minutos no trânsito intenso _____

TOTAL _____

Graduação da sonolência excessiva diurna

Leve: aparece em situações sedentárias de pouca atenção (assistindo à TV, no cinema, lendo, em veículos). Não está presente todos os dias e não há prejuízo importante. Número de pontos na ESE: 11 a 16 pontos.

Moderada: presente diariamente durante atividades físicas, situações de atenção, dirigindo, reuniões, cinema. Moderada incapacidade. Número de pontos na ESE: 17 a 20 pontos.

Acentuada: diariamente, o tempo todo, durante atividades físicas ou que exijam atenção, como em refeições, conversas, telefonemas, relações sexuais. Incapacitante. Número de pontos na ESE: 21 a 24 pontos.

Privação de sono

Um aspecto importante que deve ser lembrado é a privação de sono. Ela é uma condição comum e preocupante na sociedade moderna.

Atualmente, cerca de 63% das pessoas relatam dormir menos de sete horas por dia durante a semana, e procuram compensar essa falta de sono dormindo mais tempo nos finais de semana.

A privação crônica de sono tem sérias conseqüências em diversos aspectos relacionados com a segurança no trânsito ligados a erros humanos e aumento de acidentes. Além disso, ocorrem alterações neurofisiológicas que não só modificam o humor dos pacientes como também aumentam a possibilidade de eles desenvolverem distúrbios de percepção, doenças degenerativas, diabete, obesidade e doenças cardiovasculares.

Narcolepsia

Narcolepsia é um problema médico importante, que acomete cerca de 0,02% a 0,018% da população geral. Ela é definida como um distúrbio neurológico crônico, com causas múltiplas que incluem fatores genéticos e ambientais. Caracteriza-se por sonolência excessiva crônica e pela presença de fenômenos de sono REM (cataplexia, alucinações hipnagógicas e paralisia do sono) e sono noturno fragmentado.

A sonolência excessiva é a principal manifestação e pode ou não ser acompanhada pelos outros sintomas. Geralmente tem início na segunda década da vida e é muito incapacitante. É uma doença crônica, mas geralmente não é progressiva.

Algumas pessoas referem ataques súbitos e incontroláveis de sono e, por isso, dormem nos mais diversos lugares, mesmo os mais inadequados. Outras apresentam um padrão de sonolência mais constante, ao longo de todo o dia. Uma característica interessante é que os cochilos, mesmo os de curta duração, são reparadores, isto é, a sonolência desaparece ou diminui por períodos que variam de minutos a horas. Com freqüência há relatos de sonho durante esses cochilos diurnos.

A cataplexia consiste na perda súbita total ou parcial do tônus da musculatura voluntária, sempre desencadeada por emoções como susto, riso, medo, raiva, orgasmo, esforço físico súbito. A consciência se mantém preservada durante a crise de cataplexia, o que pode deixar o paciente muito assustado. Ela não ocorre em todos os pacientes com narcolepsia, sendo descrita em cerca de 70% dos casos.

As alucinações hipnagógicas são experiências, geralmente assustadoras, de percepção vívida de sonhos que ocorrem quando o paciente começa a dormir, sendo acompanhadas por medo, às vezes com fenômenos táteis, visuais e auditivos. Estão presentes em 50% a 65% dos casos.

A paralisia do sono se caracteriza por uma incapacidade total para se mover ou falar que ocorre no início do sono ou ao acordar. A sensação é apavorante! Durante o episódio, o paciente pode ter a sensação de incapacidade para respirar e pode apresentar alucinações variadas. A paralisia de sono dura de um a dez minutos e termina subitamente após esforço mental ou por alguma estimulação externa, com recuperação imediata dos movimentos. Acomete 30% a 60% dos narcolépticos, podendo diminuir ou desaparecer com a idade. Além disso, a paralisia do sono pode ocorrer em indivíduos normais, sem narcolepsia.

A avaliação requer a realização de uma polissonografia seguida de um teste das latências múltiplas do sono, feito logo no dia seguinte.

A polissonografia mostra uma latência curta dos sonos NREM e REM, múltiplos despertares, com aumento do tempo acordado após o início do sono, eficiência do sono reduzida e aumento do estágio I.

O teste das latências múltiplas do sono mostra, caracteristicamente, latências curtas inferiores a oito minutos, com a presença de dois ou mais episódios de sono REM precoce.

Esses dois exames confirmam o diagnóstico de narcolepsia e complementam o diagnóstico diferencial com a eventual presença de outros distúrbios do sono, como o distúrbio dos movimentos periódicos de membros inferiores, a síndrome da apnéia-hipopnéia do sono etc.

O tratamento da narcolepsia é realizado de múltiplas formas e emprega o uso de estimulantes do sistema nervoso central e antidepressivos, assim como abordagens comportamentais e apoio psicossocial. O controle da sonolência excessiva é fundamental no tratamento da narcolepsia, porque determina melhora da qualidade de vida do paciente.

Para combater a sonolência, são usados estimulantes psicomotores do sistema nervoso central; contudo, devido aos seus efeitos colaterais, e ao risco de tolerância (necessidade do aumento da dose eficaz) e dependência, esses medicamentos devem ser usados com cautela e somente sob supervisão médica. Entre os efeitos colaterais estão taquicardia, arritmias cardíacas, hipertensão arterial, ansiedade, irritabilidade, tremores, sudorese, anorexia e cefaléia.

O tratamento da cataplexia, da paralisia do sono e das alucinações hipnagógicas envolve o uso de antidepressivos diversos, com bons resultados.

É essencial observar horários constantes para dormir e acordar, evitar o uso de álcool e sedativos e a privação de sono. A programação de cochilos durante o dia diminui o nível de sonolência e melhora o rendimento neuropsicológico. Um cochilo de 15 minutos de manhã e outro após o almoço podem trazer benefícios ao paciente. Essas medidas de higiene do sono têm um papel importante no manejo da doença, mas a maioria dos pacientes precisa tomar algum medicamento para melhorar a sonolência diurna.

Narcolepsia é uma doença crônica e incapacitante, com importantes repercussões na vida do indivíduo. Assim, o apoio psicológico para o ajuste do paciente ao ambiente familiar, escolar e profissional é necessário e essencial. Muitas vezes os pacientes se beneficiam de tratamento psicológico, passando a lidar melhor com os sintomas na narcolepsia.

VII

COMPORTAMENTOS ANORMAIS DURANTE O SONO

PEDRO PAULO PORTO JUNIOR

Comportamentos anormais durante o sono

Durante o sono podemos registrar movimentos simples e complexos anormais, dos mais variados tipos, como, por exemplo:

Sonambulismo. Ocorre durante o sono de ondas lentas (sono NREM) e acomete adolescentes, principalmente entre 11 e 12 anos de idade, em uma proporção de aproximadamente 1% a 17%, e adultos (cerca de 10%).

Terror noturno. Ocorre usualmente durante o sono de ondas lentas (sono NREM) e é a patologia mais dramática dos distúrbios do sono, pois a agitação motora é impressionante, tal como subir em paredes, correndo para fora da cama e ocasionando lesões em si próprio ou em outras pessoas, determinando implicações jurídicas.

Crises parciais com origem no lobo temporal. Quando presentes, podem ser registradas durante o sono NREM.

Crises parciais com origem no lobo frontal. São geralmente determinadas durante o sono NREM.

Distonia paroxística hipnogênica. Também conhecida por distonia paroxística noturna, manifesta-se com movimentos coreoatetóticos (movimentos musculares descoordenados) e posturas distônicas que começam abruptamente durante o sono NREM. Os movimentos durante as crises são violentos, bilaterais, podendo predominar em um dos lados do corpo. Os olhos ficam abertos.

Doença do pânico. São simplesmente sonhos assustadores, alarmantes, amedrontadores, freqüentemente associados a batimentos cardíacos acelerados, aumento do ritmo respiratório e movimentação dos membros.

Doença comportamental do sono REM. A atonia muscular que acompanha o sono REM é incompleta e o paciente tem automatismos motores que lembram encenação de atos de seu próprio sono. Ocorre principalmente em idosos, sendo mais comum nas mulheres. Quando é de causa idiopática, é uma doença crônica com poucas remissões. Também está associada, quando na forma secundária, à doença de Parkinson, doença de Alzheimer, doença de Lewy, demência de múltiplos infartos, narcolepsia e lesões focais no tronco encefálico.

Pesadelos. São sonhos desagradáveis, associados à movimentação corporal durante o sono NREM. Quando ocorrem, freqüentemente acarretam grandes dificuldades no sono.

Delírio noturno. São episódios em que o paciente apresenta movimentos anormais e visões que levam à falta de sono.

Episódios dissociativos. Geralmente envolvem comportamentos elaborados que parecem representar tentativas de reconstituição de situações prévias de abuso. O que é percebido como reconstituição do sonho realmente é uma lembrança dissociada de momentos de vigília sobre circunstâncias passadas.

Fingir-se doente (*malingering*). Há pessoas que se fazem passar por doentes e se esforçam por se manter acordadas, prejudicando o desenrolar normal do sono.

Comportamentos anormais durante o sono

Cataplexia. É uma intrusão isolada e inapropriada no sono REM, levando à atonia e à queda. É muitas vezes precipitada por problemas emocionais.

Movimentos hípnicos. Ocorrem em pessoas normais, na transição da sonolência para o sono, envolvendo qualquer parte do corpo, podendo inclusive atingir seu(sua) parceiro(a) de cama. Podem estar associados a experiências visuais (flashes luminosos e alucinações visuais fragmentadas), auditivas (barulhos e ruídos) ou somestésicas (dor e flutuação).

Bruxismo. Corresponde ao ranger dos dentes, em crises, durante o sono. Ocorre em aproximadamente 15% a 20% da população em geral.

Doença rítmica do movimento. São movimentos rítmicos noturnos, de caráter oscilatório, que envolvem a cabeça ou os membros. São mais comuns na adolescência e podem ocorrer em qualquer fase do sono.

Atividade soníloqua. É o ato de falar durante o sono. Muito comum na população em geral, pode ter um componente genético.

Crises convulsivas. Freqüentemente os pacientes com epilepsia têm crises durante o sono. Em cerca de 10% dos epiléticos elas ocorrem exclusivamente enquanto dormem, em outros, predominantemente durante o sono.

Câimbras musculares noturnas. São extremamente comuns, de etiologia ainda não determinada. Podem acometer várias pessoas da mesma família e podem estar associadas a doenças neuromusculares, como miopatias.

Mioclonias. São movimentos rápidos e de curta duração, isolados, que envolvem os braços e as pernas. Quase sempre são benignas, mas quando ocorrem em grande número durante o sono acarretam grandes transtornos.

Transtornos do sono. São encontrados principalmente na transição da sonolência para o sono. Quando predominam exclusivamente em uma parte isolada do corpo, devemos excluir crises mioclônicas secundárias.

Movimentos periódicos dos membros inferiores. Podem ocorrer ao longo do sono normal, mas quando são muito freqüentes alteram patologicamente o ritmo do sono.

Ereções penianas dolorosas durante o sono. Ocorrem raramente no decorrer do sono REM. A dor e os movimentos corporais anormais a ela associados determinam prejuízo do sono.

Ronco e apnéia do sono. Já foram estudados em um dos capítulos anteriores e podem causar sérios prejuízos à qualidade do sono, além de acarretar outros problemas de saúde.

VIII

HIGIENE DO SONO

STELLA TAVARES

Algumas medidas são importantes para a manutenção do equilíbrio entre os períodos nos quais dormimos e nos quais ficamos acordados.

Certas pessoas são mais sensíveis do que outras a determinados estímulos, e, assim, cada um deve perceber o que lhe é mais saudável. Estas medidas são chamadas de higiene de sono:

- Procure dormir o necessário para se sentir bem.
- Deite-se quando estiver sentindo sono, não vá para a cama para "tentar dormir".
- Evite o uso de substâncias estimulantes à noite, como café, chá, chocolate, refrigerantes à base de cola, nicotina, antiinflamatórios e medicamentos com cafeína.
- Procure não tomar bebidas alcoólicas no mínimo seis horas antes de dormir.
- Evite fumar no mínimo seis horas antes de dormir.
- Tente não comer, fumar e tomar álcool no meio da noite.
- Evite refeições pesadas antes de dormir.
- Procure não tirar cochilos durante o dia.
- Faça exercícios físicos quatro a seis horas antes de deitar (de preferência ao ar livre).
- Procure expor-se à luz do sol logo após se levantar.
- Reserve vinte a trinta minutos do seu tempo à noite, quatro horas antes de dormir, para "resolver" seus problemas.
- Escreva em um pedaço de papel as suas preocupações e tensões quatro horas antes de dormir.

- Tome um banho morno, de quinze a vinte minutos, duas horas antes de dormir.
- Não use relógio de pulso ou despertador no seu quarto de dormir.
- Reserve o ambiente de dormir (seu quarto) para o ato de dormir, não para ler ou assistir à televisão.
- Se não conseguir dormir, levante-se depois de vinte a trinta minutos, não fique tentando dormir. Procure se distrair, leia ou assista à televisão fora do seu quarto.
- Mantenha horários constantes para dormir e acordar, mesmo nos finais de semana.

OS AUTORES

Pedro Luiz Mangabeira Albernaz

Otorrinolaringologista do Hospital Israelita Albert Einstein

Professor Titular de Otorrinolaringologia da Unifesp – Escola Paulista de Medicina

Presidente da Associação William House de Otologia

Membro do Collegium Oto-rhino-laryngologicum Amicitiae Sacrum

Pedro Paulo Porto Junior

Neurologista do Hospital Israelita Albert Einstein

Membro da American Academy of Neurology

Membro da American Stroke Association

Stella Tavares

Neurofisiologista do Hospital Israelita Albert Einstein

Andrea Pen Mangabeira Albernaz

Psicóloga clínica

Márcia Carmignani

Neurorradiologista do Hospital Israelita Albert Einstein

Impressão e Acabamento:

Geográfica editora